DES EAUX GAZEUSES,

ALCALINES ET FERRUGINEUSES

DE

SOULTZBACH-LES-BAINS

(HAUT-RHIN)

Vallée de Munster

ET

DE LEUR EMPLOI EN MÉDECINE

<hr>

STRASBOURG,

CHEZ DERIVAUX, LIBRAIRE,

RUE DES HALLEBARDES.

1855

EAUX TRANSPORTÉES.

Les eaux de Soultzbach sont expédiées en bouteilles d'un litre, ficelées et goudronnées avec le plus grand soin. Le prix de la bouteille est de **75** centimes.

Dépôt unique à Paris, chez **M.** d'ESEBECK (ancienne maison **GUITEL**), RUE JEAN-JACQUES-ROUSSEAU, Nº 12.

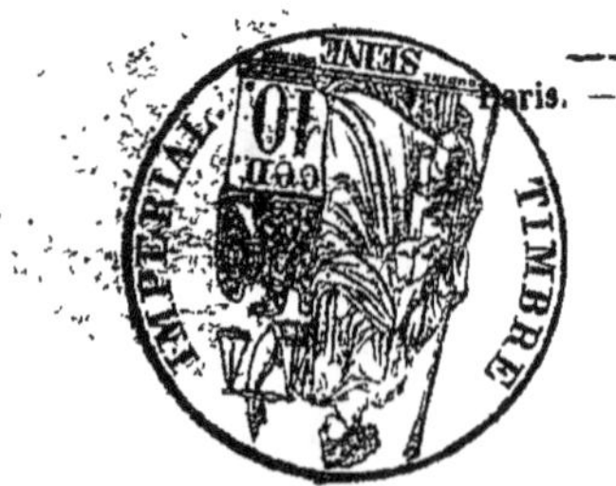

Paris. — Imprimerie de L. MARTINET, rue Mignon, 2.

DES EAUX GAZEUSES,

ALCALINES ET FERRUGINEUSES

DE

SOULTZBACH-LES-BAINS

(HAUT-RHIN)

Vallée de Munster

ET

DE LEUR EMPLOI EN MÉDECINE.

Avantages de l'eau de Seltz naturelle sur l'eau de Seltz artificielle.

L'usage des eaux minérales gazeuses tend de plus en plus à se généraliser. Il y a peu d'années encore que ces eaux semblaient être du domaine exclusif de la médecine, mais bientôt l'hygiène s'en est emparée à son tour. C'est ainsi qu'on imagina de les associer à des sirops et à des limonades pour en faire des boissons rafraîchissantes. Enfin, elles figurent habituellement aujourd'hui sur nos tables, et, mêlées au vin, elles remplacent pour beaucoup de personnes l'eau ordinaire.

Mais est-ce seulement à l'acide carbonique dont elles sont saturées, que ces eaux doivent leurs vertus si remarquables? S'il en était ainsi, les eaux gazeuses artificielles désignées communément sous le nom d'*Eau de Seltz*, l'emporteraient sur les eaux gazeuses naturelles, puisqu'elles sont en général plus chargées de gaz. Or, l'expérience prouve que le contraire existe. Voyez plutôt dans quels termes s'exprime sur ce sujet M. Constantin James dans son bel ouvrage sur les *Eaux minérales* (1) :

« L'eau de Seltz naturelle ressemble très peu aux eaux » de Seltz artificielles si en usage sur nos tables. Celles-ci, » en effet, ne sont que de simples dissolutions de gaz » acide carbonique, tandis que la première contient, en » plus, de la soude, de la magnésie, du fer et d'autres » sels. La différence est plus grande encore si l'on exa- » mine comment ces deux eaux se comportent au point » de vue physiologique.

» L'eau artificielle, avant même de pénétrer dans l'es- » tomac, se dépouille en partie de son principe volatil qui » s'échappe par les narines et la bouche ; arrivée dans ce » viscère, elle détermine immédiatement des éructations. » C'est qu'ici, l'acide carbonique n'était maintenu que par » compression, de sorte que, suspendu sans être com- » biné, il s'isole et se dégage dès l'instant qu'il n'est plus » soumis à la force qui l'avait emprisonné. Il n'aide donc » que très médiocrement à la digestion. Au contraire, le » gaz, naturellement dissous dans l'eau de Seltz véritable, » s'exhale peu à peu dans l'estomac sans distendre cet » organe, ni sans se faire jour au dehors. Son action est » lente, continue, intime. Il stimule doucement la mu- » queuse, pénètre ses moindres plicatures, s'imbibe dans » les follicules et les villosités, et modifie ainsi de la ma-

______

(1) *Guide pratique du médecin et du malade aux eaux minérales et aux bains de mer.* Troisième édition, avec gravures et carte des eaux ; page 300. Victor Masson, éditeur.

» nière la plus heureuse les sécrétions et la vitalité. C'est
» donc à tous égards un excellent digestif.

» Ainsi ces deux espèces d'eaux minérales n'ont de
» commun que le nom, et l'eau de Seltz artificielle, mal-
» gré ses prétentions et sa vogue, n'est pas en réalité de
» l'eau de Seltz. »

Cette opinion du savant hydrologue est également celle
de tous les médecins qui ont étudié comparativement l'action
de ces deux eaux, et les consommateurs eux-mêmes
commencent à revenir de leur engouement irréfléchi pour
l'emploi si facile et le bas prix des eaux factices.

Parfaite identité de la source de Soultzbach et de la source de Seltz.

Si, de toutes les eaux minérales gazeuses, la source de
Seltz, du duché de Nassau, est la plus célèbre et la plus
usitée, qu'on ne croie pas que ce soit là une simple affaire
de vogue. Jamais réputation ne reposa sur autant de titres,
et la reconnaissance des malades y ajoute chaque jour
une nouvelle et plus éclatante sanction.

Mais ne possédons-nous en France aucune source ana-
logue à celle de Seltz? Nous avons Soultzbach (1). Or,
Soultzbach et Seltz offrent, sous tous rapports, une si
complète similitude, une si parfaite homogénéité, qu'on

(1) La source de Soultzbach est située à l'entrée d'une des vallées les
plus pittoresques de la chaîne des Vosges, et n'est distante de Colmar que
de 14 kilomètres. Il y a près de la source un élégant kursaal, que fré-
quentent chaque année un grand nombre de baigneurs qui viennent
suivre la cure à Soultzbach même.

serait presque tenté de croire que ces deux eaux jaillissent d'un même foyer minéralisateur. Voici, à cet égard, comment s'exprimait récemment, dans une de ses Leçons, M. Constantin James dont nous aimons d'autant mieux à citer l'opinion, qu'il a visité lui-même, en les comparant, toutes les eaux minérales de l'Europe, sans être spécialement attaché à aucune, et que, par suite, son témoignage réunit le double caractère de l'exactitude dés recherches et de l'impartialité des appréciations.

« *Les eaux de Soultzbach sont nos véritables eaux de* » *Seltz. La France, à cet égard, n'a rien à envier à* » *l'Allemagne. Pourquoi donc restons-nous volontairement* » *tributaires de nos voisins ?* »

Un simple coup d'œil jeté sur cette source nous suffira pour prouver qu'il n'y a rien d'exagéré dans l'affirmation de M. James. Parlons d'abord des propriétés physiques et chimiques de l'eau de Soultzbach : nous traiterons ensuite de ses propriétés médicinales.

Propriétés physiques et chimiques de l'eau de Soultzbach.

Nous empruntons au travail de M. le professeur Oppermann les détails qui vont suivre. Les bornes restreintes de cet opuscule nous empêchent, à notre bien grand regret, de publier *in extenso* l'analyse (1) si remarquable et si consciencieuse de l'éminent chimiste.

L'eau de la source de Soultzbach, qui s'échappe à tra-

(1) *Analyse de l'eau minérale de Soultzbach*, par Ch. Oppermann, directeur de l'École supérieure de pharmacie de Strasbourg. (*Mémoires de la Société d'histoire naturelle de Strasbourg*.)

vers un mamelon de terre glaise, est gazeuse, d'une lim-
pidité parfaite en toutes saisons et quelque temps qu'il
fasse, petillante, d'une saveur légèrement ferrugineuse et
faiblement salée. Acidule et piquante, elle chatouille les
narines, et titille très agréablement les papilles de la lan-
gue. Sa saveur et son odeur, qui sont celles de l'acide
carbonique, varient d'intensité, suivant les diverses con-
ditions de l'atmosphère.

Puisée à la source, il s'en échappe une très grande
quantité de bulles de gaz avec une vive effervescence.
Sa réaction est franchement alcaline. Les parois du bassin
dans lequel on conserve cette eau se couvrent d'un
dépôt brun rougeâtre.

Sa température est de $10°,5$ C. Elle ne se congèle
jamais, même par les froids les plus intenses. Sa densité
est de $1,002$.

Quant à sa composition chimique, voici le tableau
qu'en donne M. Oppermann. L'eau de Soultzbach contient,
pour un litre :

	gr.
Acide carbonique libre.	2,630
Carbonate de soude.	0,650
— de chaux.	0,484
— de magnésie.	0,176
— de fer.	0,023
Chlorure de sodium.	0,134

Elle contient de plus de la silice, du manganèse, de
l'alumine, ainsi que des traces d'arsenic. Toutefois,
afin de simplifier ces résultats, nous n'indiquons ici que
les principaux éléments salins, négligeant ceux qui se

trouvent à trop faible dose pour exercer des effets théra-
peutiques appréciables.

Rapprochons de suite de ce tableau l'analyse de la
source de Seltz. Cette source contient, d'après Bischoff :

		gr.
Acide carbonique libre.		1,192
Carbonate de soude.		0,727
— de chaux.		0,322
— de magnésie.		0,274
— de fer.		0,019
Chlorure de sodium.		2,796

Il suffit de jeter les yeux sur ces deux analyses pour
voir que les eaux de Seltz et de Soultzbach appartiennent,
au même titre, à la classe des eaux gazeuses, alcalines
et ferrugineuses. Si maintenant nous comparons entre
elles chacune de ces analyses, nous verrons qu'elles se
balancent, et même que l'avantage resterait plutôt à la
source de Soultzbach. En effet, elle contient plus de gaz
acide carbonique et plus de fer que la source de Seltz; or,
l'acide carbonique et le fer sont les deux principes essen-
tiels de ces eaux. Il est vrai que Seltz renferme plus de
chlorure de sodium que Soultzbach, mais cette différence
est loin de compenser l'inégalité de proportion des deux
autres principes.

Un mot maintenant sur les sources de Soultzmatt et de
Bussang, dont la composition n'est pas non plus sans
quelque analogie avec celle de l'eau de Soultzbach.

Soultzmatt est moins gazeux que Soultzbach; de plus,
il ne contient pas un atome de fer. Or, pour ne parler

que du fer, cette absence d'un des éléments minéralisateurs les plus importants ôte à ces eaux leur caractère
essentiel, et par suite réduit leur rôle aux proportions des
eaux simplement gazeuses et alcalines.

Quant à Bussang, s'il contient également de notables
quantités de gaz et de sels alcalins, en revanche il est
beaucoup moins ferrugineux que Soultzbach. Et encore
(c'est M. Constantin James qui parle), « une fois l'eau
» mise en bouteille, l'acide carbonique s'évapore en partie,
» et le fer, privé de l'excès d'acide qui le tenait en disso-
» lution, se précipite sur les parois et au fond du vase,
» où il forme un dépôt rougeâtre. Si l'on n'aperçoit point
» ce dépôt, c'est que les bouteilles sont habituellement de
» verre de couleur (1). » Ainsi, l'eau de Bussang se trouve
être, loin de la source, à peu près entièrement dépouillée
de ses principes ferrugineux, et par conséquent ce n'est
plus, pour ainsi dire, que de l'eau de Soultzmatt.

Au contraire, il résulte d'expériences nombreuses et
positives que les eaux de Soultzbach supportent parfaite-
ment le transport, et que, même après plusieurs années
d'embouteillage, elles ne subissent aucune altération soit
dans la quantité, soit dans la qualité de leurs éléments
minéralisateurs. C'est là un immense avantage. Ces eaux,
en effet, comme toutes les eaux de la même classe, sont
surtout destinées à l'exportation. Le plus ou moins de
fixité du fer et du gaz doit donc être pris en considération
aussi sérieuse que la composition de l'eau minérale elle-
même, puisée au griffon de la source.

(1) CONSTANTIN JAMES, *Guide pratique*, page 202.

Propriétés médicinales de l'eau de Soultzbach.

Tous les médecins qui se sont occupés d'hydrologie ont émis une théorie plus ou moins fondée sur la manière dont les eaux minérales impressionnent et modifient l'organisme. Chacun explique ces curieux phénomènes selon les idées de l'école à laquelle il appartient, mais personne jusqu'ici n'en a pu donner une interprétation rationnelle et satisfaisante. Malgré les progrès incessants de la chimie et les brillantes découvertes de la physiologie expérimentale, un voile épais couvre encore le mode de production de ces phénomènes, et peut-être ce voile ne sera-t-il pas de longtemps complétement soulevé !

Le grand nombre de substances contenues dans les eaux, le nombre plus grand peut-être de celles qu'on n'a pu encore y découvrir, leur mode d'agrégation, leur combinaison moléculaire qui échappe à l'analyse la plus minutieuse, tout enfin contribue à rendre presque impossible la solution du problème. Toutefois, l'action des eaux résulte nécessairement des éléments minéralisateurs qui y prédominent, et, par suite, ce sont ces éléments qui font ranger chaque eau dans une catégorie distincte. Il importe donc d'en bien préciser les caractères chimiques.

Or, nous venons d'établir que l'eau de Soultzbach est une eau tout à la fois gazeuse, alcaline et ferrugineuse. Ce triple caractère, nous le retrouvons également, et de la manière la mieux dessinée, dans son action physiologique et médicinale. Ainsi cette eau rappelle :

Comme *eau gazeuse*, Bussang, Soultzmatt, Pougues, Saint-Galmier, Seltz et Fachingen.

Comme *eau alcaline*, Vichy, Évian, Ems et Bilin.

Comme *eau ferrugineuse*, Forges, Spa, Schwalbach, Brückenau et Pyrmont.

Non pas sans doute que l'eau de Soultzbach réunisse à elle seule les diverses propriétés des sources que nous venons de citer, mais elle tient un peu de chacune, d'où résulte un tout complexe, et par suite une extrême variété d'application. Ainsi cette eau, prise en boisson, est tonique, rafraîchissante et résolutive. L'estomac la supporte à merveille. On ne tarde pas, sous son influence, à voir les digestions s'améliorer, les forces s'accroître, la circulation devenir plus active, les chairs plus fermes et le teint plus vermeil, comme si l'économie était abreuvée de toute part par un sang plus vivifiant et plus riche.

Ces phénomènes généraux doivent être spécialement rapportés à l'acide carbonique et au fer contenus dans l'eau minérale, mais plus encore à cette dernière substance.

Il n'existe, en effet, aucun corps dont l'action sur l'économie soit mieux prouvée que celle du fer : aussi, dès la plus haute antiquité, le fer a-t-il toujours occupé une place importante dans la thérapeutique. C'est à peine si, pendant quelques années, une école puissante était parvenue à le proscrire de la pratique médicale ; mais aujourd'hui que la chimie a joint son flambeau à celui de la physiologie expérimentale, pour éclairer les phénomènes pharmaco-dynamiques, le fer a plus que jamais reconquis les droits qu'on avait en vain essayé de lui ravir. Chaque jour agrandit son domaine médical, et c'est, en rendant plus précises encore ses indications, qu'on est en droit d'en espérer de plus grands avantages.

On conçoit dès lors comment il est peu d'agents pharmaceutiques qui aient, autant que le fer, occupé les physiologistes modernes, et pourquoi il en est peu qui aient fait naître autant de dissidences sur le mécanisme même de leur mode d'action. Nous n'essaierons pas de trancher le débat. Disons seulement, ce qui du reste n'est contesté par personne, que, sous l'influence des préparations ferrugineuses, le nombre des globules sanguins augmente, la coloration du sang devient plus vive, et qu'il se développe une sorte de pléthore artificielle. Peu importe qu'on envisage le fer comme un reconstitutif du sang ou bien comme un spécifique contre les anémies en général : qu'il nous suffise de savoir que son action est héroïque dans toutes les maladies où il y a appauvrissement du sang et des humeurs.

C'est à l'état soluble que le fer agit le mieux. Or, quel meilleur dissolvant que le gaz acide carbonique ! Sous ce rapport, les eaux de Soultzbach sont des eaux tout à fait à part, car le gaz dont elles sont saturées, non-seulement aide puissamment à la dissolution du fer, mais encore il rend ce métal plus léger à l'estomac en même temps qu'il en facilite l'absorption.

C'est ce qui explique comment ces eaux sont d'un si merveilleux emploi contre les dyspepsies, les embarras gastriques, certaines diarrhées passives, les obstructions intestinales, l'anémie, la chlorose, les leucorrhées, et ces nombreux troubles de la menstruation qui se rattachent à l'atonie de l'appareil utérin.

On voit l'eau de Soultzbach réussir également contre l'engorgement du foie et de la rate, la jaunisse et les calculs biliaires. Il est probable qu'ici l'action résolutive des sels de soude joue un rôle non moins important que l'action tonique du fer, les alcalis ayant la propriété de rendre le sang plus fluide, de dissoudre les dépôts fibrineux et albumineux, et, par suite, de favoriser la circulation dans les tissus malades.

Enfin, par ses propriétés éminemment diurétiques, cette eau est très recommandée dans les maladies des voies urinaires et surtout dans la gravelle rouge. On comprend de même comment elle est utile dans le traitement des affections goutteuses, celles-ci, d'après M. Petit, reconnaissant comme point de départ un excès d'acide urique dans le sang, et par conséquent offrant, avec la gravelle, un lien de parenté incontestable.

Nous n'entrerons pas dans plus de détails sur l'action thérapeutique de l'eau de Soultzbach, car elle se trouve décrite dans tous les traités d'hydrologie. Consultez, en effet, nos auteurs les plus justement estimés, Alibert, Patissier, Bourdon, Constantin James, et voyez ce qu'ils disent de Seltz : le nom changé, ce sera l'histoire de Soultzbach.

Soultzbach, de même que Seltz, a l'heureux privilége de constituer une boisson tout à la fois hygiénique et médicinale, dont la saveur piquante flatte et charme le palais. Bue aux repas, pure, ou mieux coupée avec du vin, cette eau forme un excellent digestif. Elle convient surtout à ces organisations débilitées par une habituelle contention d'esprit, des veilles trop prolongées, un mauvais régime, et cette vie énervante des salons qui imprime à l'habitant des grandes villes un cachet caractéristique. Contrairement à ce qu'on observe pour les eaux simplement ferrugineuses, qui sont trop minéralisées pour qu'on puisse en continuer longtemps l'usage, elle ne détermine aucun phénomène de saturation, et, après avoir relevé les forces de l'économie, elle les maintient dans l'équilibre le plus parfait. Qu'y a-t-il dès lors d'étonnant à ce que, dans toute l'Alsace et la Lorraine, l'eau de Soultzbach jouisse aujourd'hui d'une véritable popularité, et le moment est-il donc si éloigné où Paris, appréciant ses excellents effets, la prendra sous son puissant patronage !

Il nous a paru utile de faire suivre cette notice de l'indication des principales eaux minérales transportées, et de leur prix de vente à Paris (1). Nous empruntons ces renseignements au catalogue de M. d'Esebeck, notre dépositaire :

Auteuil	» 50	Cransac	1 25	Mont-Dore	1 50	SOULTZBACH	» 75
Balaruc	1 50	Cusset	» 70	1/2	1 »	Spa	1 50
Baréges 3/4	1 25	Ems	1 25	1/4	» 80	Vals	1 10
1/2	1 »	Enghien	» 90	Niederbronn	1 25	Vic	» 90
Birminstorff	1 50	1/2	» 70	Passy	1 »	Vittel	1 »
Bonnes 3/4	1 »	1/4	» 55	Pierrefonds	» 90		
1/2	» 80	Evian	1 50	Plombières	1 50		
1/4	» 60	Friedrichshall	1 50	Pougues	1 »	**VICHY.**	
Bussang	» 90	Hombourg	1 50	Pulina	1 50		
Carlsbad	2 »	Iwonicz	1 50	Saidschitz	2 »		
Cauterets 1/2	» 80	Kissingen	1 50	Saint-Alban	» 75	Lardy	» 80
1/4	» 60	1/2	1 »	Saint-Galmier	» 75	Célestins	» 90
Challes	1 50	Labassère 3/4	1 »	Schwalbach	» 80	Grande-Grille	» 90
Chateldon	1 »	1/2	» 80	Sedlitz	2 »	Hôpital	» 90
Condillac	1 »	1/4	» 60	Seltz	1 »	Mesdames	» 90
Contrexéville	1 »	Marienbad	2 50	1/2	» 75	Hauterive	» 90

PASTILLES DIGESTIVES DE VICHY

à l'Anis, Citron, Fleur d'Oranger, Menthe, Rose, Tolu, Vanille, etc.

La boîte de 62 grammes	»	70
— de 125 —	1	25
— de 250 —	2	»

SELS NATURELS de Vichy { Pour *boisson*, en pot capsulé. 3 fr. / Pour un *bain*, — . . 2
